LE CHARLATANISME

ET

LES CHARLATANS

EN MÉDECINE

OUVRAGE DU MÊME AUTEUR

PRÉCIS

SUR

LES EAUX MINÉRALES DES PYRÉNÉES

2e Édition

Paris, 1855, 1 vol. gr. in-18, avec une carte. 3 fr. 50

Corbeil, typ. et stér. de Crété.

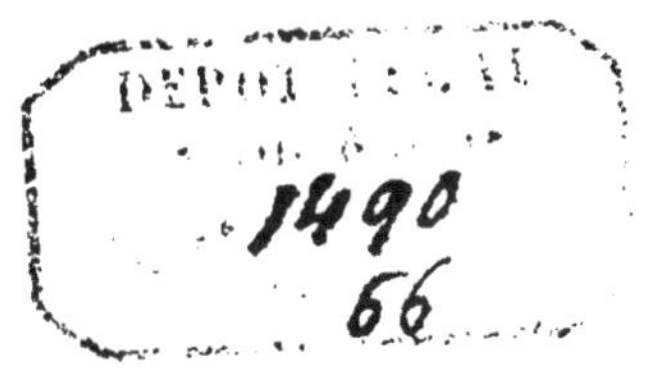

LE CHARLATANISME

ET

LES CHARLATANS

EN MÉDECINE

ÉTUDE PSYCHOLOGIQUE

PAR

LE DOCTEUR VERDO

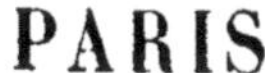

PARIS

J. B. BAILLIÈRE ET FILS

LIBRAIRES DE L'ACADÉMIE IMPÉRIALE DE MÉDECINE

Rue Hautefeuille, 19, près le boulevard Saint-Germain

1867

AVANT-PROPOS

Le penchant au merveilleux est dans la nature même de l'homme : c'est un besoin tellement universel, instinctif et irrésistible, que l'on est forcé de convenir qu'il répond à une des lois de notre organisation, qu'il est un des attributs de notre nature et, pour ainsi dire, une des conditions de notre existence. Il faut donc en prendre son parti et se bien persuader qu'on ferait de vains efforts pour arrêter ou pour ralentir ce courant, qui entraîne fatalement l'humanité hors des lois de la raison et du bon sens, pour la jeter dans les régions de l'absurde et de l'impossible.

Mais, dira-t-on, les progrès de la civilisation et de la philosophie ont au moins réussi à éclairer et à moraliser ce penchant ? — Avant de répondre à une pareille question, il faut se demander si l'homme civilisé qui de nos jours consulte les tables tournantes et porte sur soi des médailles et des amulettes pour se préserver de la maladie, ou de tout autre accident, fait preuve de plus de bon sens que les anciens qui consultaient le vol des oiseaux, ou que les sauvages qui se prosternent devant leurs fétiches; et, si on veut être de bonne foi, on sera forcé de convenir que, à quelque époque ou dans quelque latitude qu'on se transporte, on trouve toujours le même instinct aveugle se manifestant par les mêmes aberrations. Ne voyons-nous pas, par exemple, chaque jour, les spirites renouveler la vieille histoire des obsessions, des incantations et des exorcismes, et tout cet attirail magique qu'on avait cru enseveli pour jamais sous les ruines du moyen âge?

Donc, chez les Grecs et les Romains de l'antiquité, les pythonisses, les sibylles, les augures; au moyen âge, les sorciers, les magiciens et les astrologues ; aujourd'hui, les devins, les somnambules, les magnétiseurs, les homœopathes, etc., etc., ne sont, sous des noms différents, que les diverses transformations de la même infirmité de l'espèce humaine.

On a beau faire, me disait un jour un croyant, Voltaire et les encyclopédistes ont fait leur temps; on revient aujourd'hui de ces égarements et on se rallie à nos idées. — Il disait vrai : la raison et le bon sens n'ont en effet qu'un temps ; il n'y a d'éternel que l'erreur et le mensonge.

Au dix-huitième siècle, en ce temps de crise philosophique unique peut-être dans les fastes de l'histoire, le génie humain se laissa un moment surprendre et s'arrêta dans sa marche pour contempler la vérité. Mais cette halte ne fut pas de longue durée, il reprit bientôt sa route à travers les siècles, et il recommença de voguer à pleines voiles sur cet immense océan de la sottise dont jamais aucune sonde n'a pu mesurer le fond. Alors, par une réaction assez ordinaire en pareil cas, on le vit se jeter dans les superstitions les plus étranges et les plus monstrueuses ; c'est alors que Cagliostro, le comte de Saint-Germain et Mesmer devinrent les arbitres de la pensée et les maîtres du monde.

N'est-ce pas un des phénomènes les plus inexplicables et les plus tristes de l'histoire de l'humanité que cette crédulité incurable, cette illusion que rien ne peut convaincre, cette facilité à admettre sans examen et sans contestation tout ce qui a quelque apparence de surnaturel, tandis que la vérité n'est acceptée qu'avec la plus grande lenteur et la plus grande réserve. On sait, par exemple, tous les obstacles qu'a rencontrés la découverte de la rotation de la terre avant d'être reconnue comme une vérité, tandis que la rotation des tables s'est propagée sans obstacles avec la rapidité de la pensée.

Le sentiment religieux se rattache jusqu'à un certain point, et par un certain côté, à ce goût pour le merveilleux. C'est toujours cette fantaisie de voir au delà du réel et d'expliquer l'impossible et l'inexplicable. Dans toutes les religions il y a une porte secrète par où entre l'esprit du superstitieux. C'est par là que s'introduisent une quantité de nouveaux miracles, avec cette complaisance à les admettre sur la fo du premier venu ; c'est par là que passent encore ces pratiques, ces formules, ces images, etc., etc., auxquelles certains esprits accordent tant d'importance. Ces momeries, qui ne sont reconnues par aucun rite et qui tiennent trop souvent lieu de vertus, ne sont propres qu'à altérer la pureté de l'esprit religieux.

Il y aurait certainement une intéressante étude psychologique à faire sur ce besoin insatiable du merveilleux qui tourmente l'humanité. Je n'ai pas la prétention d'entreprendre ce travail que je sens trop au-dessus de mes forces et de mon courage ; je veux seulement esquisser un coin de ce vaste tableau, et je me propose d'étudier ce penchant uniquement en ce qui a rapport aux maladies et à l'art de guérir.

Autrement dit, je veux faire le portrait du charlatan et nécessairement celui des dupes qui lui donnent créance, l'un est la conséquence nécessaire et le complément de l'autre, — car comment faire la description d'un moulin sans parler du vent qui le fait tourner? et l'histoire du goujon serait-elle complète si on ne disait un mot du pêcheur à la ligne?

Mais, me dira-t-on, quelle mouche vous pique? pourquoi voulez-vous inquiéter ces pauvres charlatans, et les empêcher de tromper de bonnes gens qui ont tant de plaisir à être trompées? Espérez-vous, par hasard, réformer la société?

— Non, certes, je ne porte pas si haut mes prétentions, et, comme je l'ai déjà dit, je n'ai d'autre but que de faire un simple tableau de mœurs. Je sais d'ailleurs que tous mes efforts n'aboutiraient à rien. Paix donc aux niais, paix aux charlatans! A Dieu ne plaise que je leur cause jamais le moindre chagrin! je déclare au contraire hautement ici que j'ai le plus grand désir de vivre en bonne intelligence avec ces deux moitiés du genre humain, et je n'ai nulle envie d'encourir le sort de ce bon M. Robert dont je veux vous conter l'histoire.

Il y avait autrefois un certain Sganarelle — un drôle de la pire espèce et, de plus, effronté charlatan s'il en fut. — Or le maraud s'avisa un jour de battre sa femme; et celle-ci de pousser des cris d'aigle. M. Robert, un bon bourgeois, un philanthrope qui passait par hasard par là, entendit les cris et accourut au secours de la malheureuse; il gourmanda le butor et essaya de mettre la paix dans le ménage.

Mais qu'arriva-t-il? C'est que les deux époux oublièrent un moment leur querelle pour se tourner contre lui et le harcelèrent; madame Sganarelle surtout fut la plus ardente. Elle déclara formellement à M. Robert qu'il lui plaisait d'être battue, que cela ne le regardait pas; elle le pria de se mêler de ses affaires, et le mit à la porte.

A bon entendeur, salut!

DOCTEUR VERDO.

MARMANDE, décembre 1866.

LE CHARLATANISME

ET

LES CHARLATANS

— ÉTUDE PSYCHOLOGIQUE —

I

Ce penchant si naturel à l'homme, qui le porte à rechercher ce qu'il ne comprend pas et qui se trouve en dehors des lois naturelles, ce penchant s'augmente toujours dans la faiblesse produite par la maladie. Nous avons vu des hommes d'un jugement droit avoir dans ces moments d'étranges défaillances, et se laisser aller aux insinuations du plus grossier commérage. On commence d'abord par résister, le bon sens se révolte ; puis, les obsessions de l'entourage continuant toujours plus importunes, on se laisse entraîner peu à peu. Enfin on finit par se dire : — Si pourtant c'était vrai!... qui sait?..... Alors la raison est

1.

vaincue, alors il n'y a plus qu'à faire entrer le charlatan et à avaler la panacée.

Qui ne connaît l'histoire de cet empirique provençal qui fut appelé au chevet de Louis XIV mourant, et qui lui administra un élixir de sa composition, contre la gangrène, après avoir fait congédier ses médecins ordonnaires, malgré la mauvaise humeur et les boutades de Fagon? Cet élixir n'empêcha pas du reste le grand roi d'aller vingt-quatre heures après rejoindre ses aïeux.

Si, de tout temps, le préjugé vulgaire a attribué à certains individus le pouvoir surnaturel de guérir les maladies sans avoir étudié la médecine, de tout temps aussi il s'est trouvé des hommes disposés à exploiter ce penchant, de telle sorte que l'on peut affirmer que le charlatanisme est aussi ancien que la maladie : c'est toujours la même confiance, la même crédulité infatigable d'une part, la même impudence et la même effronterie de l'autre.

Phèdre, l'immortel fabuliste, a composé une très-jolie fable : *Ex sutore medicus* (1), que

(1) Phèdre, liv. I, fable 14.

nous avons vue se reproduire cette année, mot à mot, devant le tribunal de police correctionnelle de la Seine (1).

Qu'on en juge plutôt.

Un tailleur de Paris (ici c'est un tailleur au lieu d'un cordonnier, le métier ne fait rien à l'affaire), un tailleur de Paris, dis-je, qui ne faisait pas d'assez bonnes affaires dans les draps, voulut essayer de faire fortune par un autre moyen, et il imagina pour cela d'ouvrir un cabinet de consultations médicales dans un quartier où il ne fût pas connu.

> Malus quum sutor, inopia deperditus
> Medicinam ignoto facere cœpisset loco, etc. (2).

Il loua donc un appartement convenable, il mit un habit noir et une cravate blanche, et, moyennant ces préliminaires bien simples, il vit aussitôt accourir chez lui une foule de malades qui n'avaient pas voulu se fier à son habileté comme tailleur, et qui lui confiaient aveuglément le soin de leur santé.

(1) Voir la *Gazette des tribunaux*, 28 février 1866.

(2) Un méchant cordonnier, pressé par le besoin, entreprit de faire la médecine dans un lieu où il ne fût pas connu.

Quantæ putatis esse vos dementiæ,
Qui capita vestra non dubitatis credere
Cui calceandos nemo commisit pedes (1) !

Mais ce qu'on ne trouve pas dans Phèdre, ce qui est le signe incontestable d'une civilisation avancée, c'est que le tailleur de Paris avait à sa disposition quatre docteurs médecins, dont le pavillon couvrait sa marchandise et qui signaient ses ordonnances sans contrôle.

Il y a évidemment progrès.

Oui, l'art du charlatan n'a pas voulu rester en arrière et il a suivi comme tous les autres arts la loi du progrès; aussi, s'il est vrai de dire que le charlatanisme fut de tous les temps, on peut cependant affirmer, sans crainte d'être démenti, que dans aucun temps il n'a été aussi prospère et aussi florissant que par ce bienheureux dix-neuvième siècle de grâce et de lumière.

Si l'on n'était pas parfaitement convaincu de cette vérité, il suffirait de jeter les yeux sur la quatrième page d'un journal, le premier

(1) Quelle est votre folie ! vous donnez votre tête à guérir à un homme à qui personne n'a voulu confier ses pieds à chausser.

venu ; et, après avoir parcouru cette longue liste de remèdes héroïques, infaillibles, pour toutes les maladies réputées jusqu'ici incurables ; après avoir lu le récit des guérisons merveilleuses opérées par tous ces remèdes, depuis la moutarde blanche jusqu'à la pâte d'escargots, il ne restera plus le moindre doute et on ne sera étonné que d'une chose, c'est qu'il y ait encore des gens assez obstinés pour vouloir rester malades.

Une statistique basée sur le plus ou moins de propension aux croyances occultes ou surnaturelles, selon le sexe, l'âge, la profession, l'éducation, le tempérament, offrirait le plus grand intérêt.

Si j'entreprenais un pareil travail, je placerais au premier rang les femmes ; ce sexe facile à impressionner, mobile et tendre, qui juge beaucoup plus par l'imagination et le sentiment que par la logique et le bon sens, se trouve par cela même merveilleusement organisé pour recevoir ces influences.

Après les femmes, il faudrait placer les artistes, les poëtes mystiques, les rêveurs inspirés, âmes sensibles et un peu folles, qui, prenant leur vol au-dessus des réalités de la vie, s'en vont, loin des régions fréquentées, chercher des rivages inconnus. — Ces organisations nerveuses tiennent beaucoup du tempérament de la femme.

Ensuite viendraient les joueurs avec les militaires et les marins, qui sont aussi des joueurs à leur manière, et qui sont sans cesse engagés dans une partie dont leur tête est l'enjeu; puis, d'autres joueurs encore, les industriels, les spéculateurs sur la rente, les plaideurs ; en un mot, tout ce qui a l'habitude de tenter le sort, de courir après l'inconnu, de chercher la veine.

Puis, enfin, les paysans de la campagne; l'ignorance et l'isolement sont deux causes qui prédisposent fortement l'esprit aux croyances superstitieuses.

On se tromperait grandement si l'on s'imaginait que cette vivacité dans les idées qui constitue ce qu'on appelle l'esprit, et qui est le plus souvent l'indice d'un caractère léger et superficiel, fût un préservatif contre la propension au merveilleux : loin de là, il n'est pas d'étourneau plus facile à prendre à la glu que l'homme d'esprit n'est facile à prendre à ces amorces ; aussi le voyons-nous tous les jours devenir la proie des devins, somnambules, thaumaturges et empiriques, enfin, de tout ce qui vit et spécule sur la sottise publique.

Les hommes, au contraire, qui sont habitués à examiner le fond des choses, à méditer sur la cause des phénomènes qu'ils observent, à sonder les secrets de la nature, sont toujours en garde contre les erreurs de jugement où pourrait les entraîner l'apparence du surnaturel : — tels sont les médecins, les physiciens, les philosophes, enfin les savants de toute espèce.

Cependant j'ai trouvé des exceptions assez fréquentes à cette règle, chez les personnes qui se livraient à l'étude des mathématiques pures. L'application habituelle de l'esprit à ces études spéculatives le dispose au mysticisme, et ces « abstracteurs de quinte-essence, » comme dit Rabelais, sont tout naturellement enclins aux croyances occultes. N'est-ce pas pour cette raison que le mot *mathematicus* signifie en latin magicien ?

Du reste. cette propension au mysticisme

dépend toujours beaucoup des dispositions naturelles, et il est certaines organisations incorrigibles que l'habitude du raisonnement et de l'observation n'a pu guérir de cette infirmité originelle. Ainsi, par exemple, — c'est honteux à avouer, — on a vu des médecins, avec la meilleure foi du monde, sanctionner de leur autorité doctorale des miracles apocryphes ou d'autres extravagances de la même espèce, et se livrer ainsi à la risée des gens sérieux.

Je crois, pour tout dire, qu'il n'est pas un homme, aussi sceptique qu'il soit, qui se trouve complétement exempt de cette faiblesse native, et il y a dans ces dispositions des degrés infinis, depuis l'homme qui admet la funeste influence du vendredi ou du nombre treize à table, jusqu'à celui qui, — en dehors de la Providence qui, bien entendu, n'est pas en cause ici, — reconnaît sous le nom de hasard ou de fatalité une puissance occulte, un je ne sais quoi qui règle nos destinées.

II

Nous diviserons les charlatans en deux classes : le charlatan de la place publique et le charlatan du cabinet.

Le charlatan de la place publique est le vrai type du métier ; il débite ordinairement ses onguents précieux, du haut de sa voiture, à grand renfort de musique et entouré d'une foule dont il fait l'admiration ; car il n'est pas fier, il est familier, affable, accessible pour tout le monde. — C'est le charlatan du peuple, de la vile multitude, comme dirait un parvenu.

Il a la poitrine large, le teint coloré, la voix forte et un peu rauque, à cause de l'abus qu'il en fait en plein air ; le ton assuré, le regard hardi et les allures décidées. Il a une prédilection marquée pour les costumes pittoresques et excentriques, auxquels il doit, du reste, une partie de ses succès (1).

(1) Je me rappelle avoir vu à Marseille un charlatan qui s'était imaginé de paraître sur la place publique en costume de chevalier du moyen âge, tout bardé de

Son style est varié : il est tantôt léger et familier, parfois jusqu'au trivial ; tantôt il dépasse les plus hautes régions du sublime pour se perdre dans l'emphase. — Alors, il sème à pleines mains dans son discours les hyperboles les plus ambitieuses, les métaphores les plus échevelées. Il parle latin sans l'avoir jamais appris ; mais, il faut bien le dire, il professe peu de respect pour la grammaire française dont les règles ne lui sont pas très-familières, — on n'est pas parfait.

Il se plaît à répandre sur son berceau le prestige du mystère et de la poésie ; ainsi il raconte qu'il a reçu le jour dans une grotte du Liban, ou dans l'une des pyramides ou au bord du Jourdain ; son père, un savant magicien, l'a élévé dès l'enfance dans l'art de connaître les simples et de soulager les maux de l'humanité. La vérité de cette allégorie, c'est qu'il est fils d'un honnête infirmier de l'hôpital de Draguignan, de Bayonne, de Landerneau ou

fer, comme dans les opéras. C'était un succès fou, un engouement qui allait jusqu'au délire ; mais si par hasard il essayait de se montrer en costume bourgeois, la confiance disparaissait et il n'avait plus personne autour de sa voiture.

de toute autre cité du territoire français, et que son enfance s'est passée à effiler de la charpie ou à piler de la graine de lin dans la loge paternelle.

Cet homme étonnant réunit une infinité de talents divers : il est physicien, alchimiste, naturaliste, jongleur, prestidigitateur et philanthrope ; il arrache les dents et détruit les animaux nuisibles, le tout avec brevet d'invention et approbation des académies et des têtes couronnées de l'Europe.

Il ne faut pas croire que, pour mériter la confiance du public, le charlatan ait besoin de se recommander par une vie pure et exempte de tout reproche ; bien loin de là, un passé orageux, des difficultés avec la justice augmentent considérablement son crédit. On n'est pas un habile homme sans avoir été quelque peu sur les bancs de la cour d'assises, ou, au moins de la police correctionnelle ; — il paraît, du reste, qu'il en était déjà ainsi à Rome, du temps de Juvénal ; témoin ce vers du satirique :

Inde fides arti sonuit si dextera ferro.. (1).

(1) Juven., *Sat.* VI, vers 560. On a confiance dans l'art de celui dont les mains ont porté des fers.

Je sais tel empirique à qui quelques années passées sur les bancs des galères valent mieux qu'un diplôme de docteur en bonne forme, et j'ai vu des malades se presser à la porte de certaines prisons pour obtenir du guichetier la faveur de quelques moments d'entretien avec leur Esculape incarcéré.

Le charlatan est parvenu à résoudre tous les problèmes (hélas ! et Dieu sait s'ils sont nombreux !) contre lesquels ont échoué les efforts de la médecine. Aussi il faut voir avec quels airs dégagés et quel sans-façon il traite les médecins et la Faculté ! il faut voir quel profond dédain il professe pour la science officielle ! et c'est justice, car enfin, lui, il n'est nullement embarrassé pour la guérison du cancer, de la scrofule, de la phthisie, du tétanos, du croup, de la coqueluche, de la goutte, de l'hydrophobie, de la migraine, du mal de mer, de l'épilepsie, du rhumatisme, de l'asthme, du choléra, etc., etc. ; il guérit les maux de dents, fait repousser les cheveux et rend aux cheveux blancs leur couleur primitive :

> .... Barba comæque,
> Canitie posita, nigrum rapuere colorem (1).

Mais, ce qu'il y a de plus surprenant, c'est que toutes ces merveilles s'opèrent à l'aide du même élixir ; précieuse composition, invention merveilleuse qui a coûté à l'homme généreux qui vous en fait don vingt ans d'études et de méditation, et qui a été préparé à l'aide de plantes rares, recueillies par lui sur les montagnes les plus élevées du globe.

Et ne croyez pas que, dans ses courageuses et infatigables recherches, cet homme éminent ait été poussé par le sordide appât de l'or. — L'or ! il le foule aux pieds, il le méprise autant que la boue des rues ; et d'ailleurs tout l'or du monde suffirait-il à payer un pareil trésor? Ah ! il a une bien plus haute ambition ! il aspire au titre de bienfaiteur de l'humanité. Le besoin de soulager des souffrances, le désir de secourir des malheureux : voilà les mobiles auxquels il doit ses plus heureuses inspirations et ses plus précieuses découvertes.

Tel est, esquissé à grands traits, le charla-

(1) Ovide, *Métamoph.*. La barbe et les cheveux perdent leur blancheur pour reprendre la couleur primitive.

tan de la place publique. — Quelquefois le caprice, un penchant naturel ou le besoin ont poussé dans cette voie des hommes d'une valeur réelle et qui, mieux inspirés ou mieux secondés, auraient pu devenir des sujets distingués.

Lorsque j'étais étudiant (je parle, hélas ! de longtemps), je m'étais lié avec un condisciple venu à Paris des bords de la Garonne; c'était un bon compagnon, au caractère aventureux et résolu, à l'esprit fin, enjoué et quelque peu sceptique. Après cinq ans d'études sérieuses, il passa une fort bonne thèse et rentra dans son pays pour y exercer la médecine. Mais, malheureusement, cet art était exploité dans la contrée par un couvent de nonnes qui se trouvait dans sa ville natale et par un curé de campagne fort ignorant, mais fort impudent, qui demeurait à quelques kilomètres de là. Ces saintes gens étaient depuis longtemps en possession de médicamenter la contrée et ne laissaient rien à faire à notre jeune confrère. Cependant celui-ci n'était pas riche. Après avoir passé quelques années à attendre patiemment la fortune et le client, et voyant que ni l'un ni l'autre n'arrivait, il prit un parti extrême ; il déchira son diplôme, il acheta une voiture et des chevaux, il enrôla quatre musiciens, à savoir : un tambour, une clarinette, un trombone et un cornet à piston, et le voilà parcourant le monde pour vendre un élixir de sa composition qui guérissait tous les maux.

Je le reconnus, un jour, sous son magnifique habit de mameluk, vendant, du haut de sa voiture, son remède à une populace empressée et ébahie, sur la place publique d'une ville du Midi. La recette terminée, je le suivis à l'hôtel où il était logé, et, après avoir renouvelé connaissance, je lui exprimai ma surprise de le voir en pareil costume et pour une pareille besogne.

— Ma foi, me répondit-il, je ne demandais pas mieux que de faire vertueusement de la médecine, mais si je m'étais entêté, j'aurais fini avant longtemps par mourir de faim. Heureusement, j'ai reconnu assez tôt que les hommes voulaient être trompés, *populus vult decipi*, et je les trompe. — Tant pis pour eux! c'est leur faute et non la mienne.

— Mais, je crains bien, lui dis-je, que votre équipée ne vous mène pas à un meilleur résultat, et alors il vous restera, avec le regret d'avoir employé un mauvais moyen, celui de n'avoir pas réussi.

— Mon cher ami, me répondit-il avec ce ton emphatique qui caractérise le métier, je vois que vous vous faites une fausse idée de ma fortune. — Figurez-vous bien que je suis roi! oui, je suis roi absolu d'un des royaumes les plus vastes et les plus florissants de la terre, le royaume de la sottise et de la crédulité! — Là, mes ordonnances ne sont jamais discutées, j'ai droit de vie et de mort sur mes sujets, ils me payent l'impôt sans murmurer, et, s'il me prenait fantaisie d'abdiquer, ils viendraient tous à genoux me prier de reprendre ma couronne. — Croyez-vous que le roi des Français puisse en dire autant?

III

Le charlatan du cabinet est une pâle imitation du charlatan de la place publique. C'est le charlatan de l'aristocratie, du bourgeois, enfin du client huppé qui ne veut pas se commettre en public. — Cet honnête industriel est pénétré de son importance; il a le ton tranchant, le langage sentencieux; il parle avec assurance et il s'écoute parler comme quelqu'un qui a conscience de la valeur de ses paroles.

Il est logé avec luxe, mais c'est un luxe de mauvais goût; sa mise prétentieuse affecte des couleurs voyantes et criardes; il étale surtout beaucoup de bijoux, mais par goût il préfère les bijoux faux, le strass et le chrysocale; il prodigue le clinquant sur sa personne comme dans son langage; c'est toujours une manière de tromper le public.

Pour attirer la foule des badauds et des dupes, le charlatan de cabinet a aussi sa musique, comme celui de carrefour; sa clarinette et son tambour à lui, c'est la *réclame*. Sur cet instrument compliqué il joue les airs les plus retentissants, les fanfares les plus triomphantes. Sa fantaisie s'abandonne aux roulades les plus hardies, aux trilles les plus capricieux, tout ce qu'il est possible d'imaginer de plus étonnant et de plus imprévu se trouve réalisé par la gamme pompeuse de la réclame : c'est un clavier sans fin.

Du reste, on peut s'aventurer sans crainte dans cette voie ; quelque incroyables que soient les merveilles que l'on annonce, on peut être sûr d'avance que la crédulité du public ira toujours au delà.

Contrairement aux allures du charlatan de la place publique qui est universel, celui de cabinet est le plus souvent *spécialiste ;* c'est-à-dire qu'il se livre, d'une manière spéciale, au traitement, soit d'un appareil, tel que l'œil, l'oreille, les dents ; soit d'une maladie comme la goutte, le cancer, la gravelle, ou certain mal d'aventure que je ne veux pas nommer. Ce n'est pas qu'il s'entende mieux à guérir ces maladies que toute autre, mais il lui faut une spécialité, le public aime cela : il se dit naïvement que celui qui fait toujours la même chose doit mieux savoir la faire que celui qui fait un peu de tout. Il a raison jusqu'à un certain point, et il peut très-bien se faire que le rebouteur qui ignore l'anatomie des membres, vous estropie beaucoup mieux après trente ans d'expérience que le premier jour ;

l'oculiste qui ignore l'anatomie de l'œil peut acquérir avec de la pratique une certaine habileté pour aveugler son malade ; mais on peut affirmer avec assurance que jamais l'un ne saura opérer une cataracte, pas plus que l'autre ne saura réduire une luxation.

Autant le charlatan de la place publique aime le grand air et la lumière du soleil, autant celui-ci recherche l'ombre et le mystère. C'est ordinairement dans son cabinet qu'il rend ses oracles, comme la sibylle de Cumes dans son antre. Là il s'enveloppe d'une certaine gravité mystérieuse, il débite d'un ton d'oracle des absurdités solennelles qui tendraient à faire croire qu'il est en possession d'une science occulte et révélée ; — mais, soit par mesure de dignité, soit plutôt pour ne pas exposer le fond de son savoir au grand jour, il s'aventure difficilement hors de sa retraite, et, lorsqu'il y est forcé, ce n'est qu'avec la plus grande circonspection qu'il procède ; son allure est hésitante et embarrassée comme celle d'un oiseau nocturne en plein jour.

Il arrive cependant quelquefois qu'un malade qui ne guérit pas assez vite, au gré de son impatience, se laisse éblouir par les merveilleuses promesses des réclames qu'on trouve dans les journaux. Alors il commence à douter du savoir de son médecin, et, dans l'espoir d'être mieux traité, il fait approcher un charlatan. Celui-ci s'introduit subrepticement, et, une fois dans la place, il sait tirer avantage de sa position. D'abord il entre dans les vues du malade et adopte complétement son opinion sur sa maladie, afin de lui plaire et de gagner sa confiance; ensuite il condamne la méthode du médecin, qu'il essaye de faire passer pour un ignorant, opinion qu'on est souvent tout disposé à accepter ; enfin il vante son savoir et cite les nombreuses cures qu'il a opérées. Ce procédé lui réussit toujours, et le malade se livre à lui sans hésitation. Si celui-ci vient à guérir, il va sans dire que c'est par ses soins; s'il meurt, c'est qu'on ne l'aura pas appelé assez tôt, et personne ne songe à le rendre responsable de ce fâcheux événement.

C'est du reste un phénomène fort remarquable que cette indulgence sans borne du public pour les méfaits du charlatan, tandis qu'il est d'une sévérité inflexible à l'égard du médecin. — Car, il faut le dire, si la médecine est de tous les arts celui dans lequel le public est le moins apte à donner son avis, c'est cependant celui dans lequel il le donne le plus volontiers : — lorsqu'un médecin perd un malade, c'est toujours sa faute, il n'a pas connu sa maladie ; il devait le saigner, et il l'a purgé, ou bien il l'a saigné au lieu de le purger, etc., etc. Pour le charlatan, c'est une autre affaire, les malades qu'il tue ne pouvaient pas guérir, et ceux qu'il guérit seraient morts sans lui ; et l'on oublie cent bévues pour prôner un prétendu succès.

Expliquons-nous ici une bonne fois sur la nature de ces succès.

Il y a un certain nombre de maladies, qui, avec du régime et des soins, guérissent seules, sans le secours des remèdes. « Ce sont plaies simples qui ne désirent que guarison, laquelle se fait par le seul bénéfice de nature, » comme dit Ambroise Paré. Le charlatan qui n'ignore pas cela administre des remèdes anodins, des drogues sans valeur ou réduites à l'infini (1), auxquels il suppose cependant une

(1) Est-il besoin de rappeler ici les paroles de M. Dumas

grande valeur médicinale, et, une fois le malade guéri, il ne manque pas de s'attribuer la gloire de cette cure.

C'est là le secret des succès prétendus des homœopathes et de tous les autres guérisseurs de la même espèce.

Dans cette classe de charlatans il faut ranger les magnétiseurs, les somnambules, les médiums, les rebouteurs, les inventeurs de remèdes secrets, enfin les empiriques de toutes espèces.

au Sénat ? « La préparation des médicaments prescrits par l'homœopathie, dit ce savant, en est arrivée à se régler de la manière suivante : vous prenez un grain d'une substance, vous la délayez dans 100 gouttes d'un liquide ; vous prenez une goutte de ce nouveau mélange, vous la délayez dans 100 gouttes d'un nouveau liquide, et vous continuez ainsi jusqu'à ce que vous ayez fait trente fois l'opération dont il s'agit. Cela semble peu de chose ; cependant, si nous posions un compas au centre du soleil, l'autre pointe étant placée dans la région de la planète Neptune, découverte par notre honorable collègue M. Le Verrier, et si nous décrivions une circonférence, le vase qu'on obtiendrait ainsi serait à peu près de la capacité voulue pour contenir la quantité de liquide nécessaire à cette petite opération. »

(*Voir le Moniteur du 2 juillet* 1865.)

IV

Il est encore une variété de l'espèce charlatan qui aurait le droit de se plaindre de moi si je ne lui donnais une place dans ma collection, peut-être même aurais-je dû lui réserver la première, car enfin, à tout seigneur tout honneur, comme dit le proverbe; je vais donc faire tous mes efforts pour réparer cette injustice.

Les voyageurs racontent que chez les peuplades sauvages du centre de l'Afrique, lorsqu'il y a un malade, on s'empresse d'appeler le médecin qui est aussi le prêtre. Celui-ci administre d'abord au hasard des remèdes, puis il fait comprendre au malade ou aux parents que, pour que ces remèdes opèrent, il faut commencer par se rendre les dieux propices en leur offrant des présents : c'est un mouton, une chèvre, des liqueurs fermentées, quelque ornement, quelque tissu précieux ou même de l'or.

En France, il est certains prêtres catholiques qui ne procèdent pas autrement que ces prêtres nègres du Congo, et je pourrais citer tel curé de campagne qui fait marcher de front le dogme et la thérapeutique, qui partage son temps entre le confessionnal et le cabinet de consultations, et qui applique à son pénitent, ou si vous aimez mieux à son client, un emplâtre avec une absolution, pour la guérison de sa maladie.

Il y a tel presbytère où l'on se rend de quinze à vingt lieues à la ronde pour consulter l'oracle et demander un remède. — On ne se donnerait pas la peine d'aller si loin pour consulter un bon médecin. — Et ne croyez pas que ce soit seulement la foule des bons paysans ou des ignorants qui accoure à ces consultations. Un de mes clients qui, après bien des détours et des réticences, finit par m'avouer qu'il avait fait ce pèlerinage, m'assura s'être trouvé là, un certain jour, en nombreuse compagnie, dont, entre autres, un notaire, un receveur particulier, un officier de gendarmerie, une vieille marquise, un juge et sa famille, un prélat !

Le reste ne vaut pas l'honneur d'être nommé.

On reconnaît là toute cette clientèle lettrée qui adresse des félicitations et délivre des certificats aux vendeurs du *Racahout des Arabes*, de la *Moutarde blanche* et de la *douce Revalescière*.

On devine sans peine que ce sont ordinairement les plus ignorants et les plus infimes parmi les membres du clergé, qui, abusant de la confiance qu'inspire le caractère sacré dont ils sont revêtus, font croire ou laissent croire qu'ils possèdent la science infuse de guérir les maladies et se délivrent ainsi personnellement un brevet de capacité médicale. — Ces gens ne doutent de rien, si ce n'est de leur ignorance.

Je n'essayerai pas de dire ici à quelles débauches de thérapeutique, à quel dévergondage de pharmacopée se livrent ces pieux empiriques; si je le disais, on ne voudrait pas me croire. Enfin, pour que rien ne manque à ces grossières incongruités, l'orthographe même y est outragée, et cependant ces ordonnances sont reçues et exécutées avec d'autant plus de confiance qu'elles sont plus absurdes, et c'est leur extravagance même qui leur donne toute leur valeur. — C'est la foi qui sauve!

S'il arrivait qu'un médecin, oubliant le respect qu'il doit à la religion, à sa profession et à lui-même, s'avisât, pour capter la confiance de ses malades trop crédules, de mêler les pratiques de l'Église aux formules du codex, tout le corps médical se lèverait comme un seul homme pour flétrir un pareil acte de charlatanisme dévergondé.

La profession aurait-elle donc le privilége de dispenser des devoirs vulgaires de probité et de délicatesse !

La plupart des couvents de moines ont la spécialité de fabriquer certains élixirs qui revendiquent le pouvoir de guérir un assez bon nombre de maladies, et ces révérends pères possèdent un art admirable pour tourner convenablement une réclame, dans le but de faire *mousser*, comme on dit, leur marchandise et d'attirer les amateurs. — Voici le procédé : on commence d'abord par décrier les concurrents laïques, dont on présente la probité et les produits sous un jour fort suspect, mais cela avec des formes et un style benoîtement doucereux qui n'appartient qu'à ces pieux cénobites ; puis on entonne un cantique de louanges à la gloire du couvent et des délicieux produits qu'il fabrique.

J'ai sous les yeux une pièce de cette nature revêtue du cachet de la communauté, *sigillum conventûs*, et de la signature du père directeur, qui est un vrai modèle du genre. Quel heureux choix de superlatifs ! quel concours de flatteuses épithètes ! rien qu'à la simple lecture de ce morceau de haute littérature l'estomac se sent tout réconforté.

Eh bien, malgré cela, si jamais il vous tombe entre les mains certaine bouteille coiffée d'une calotte de cire rouge, portant sur la panse une gentille étiquette, et une liqueur verte dans les flancs, méfiez-vous ! — malgré les belles promesses de l'étiquette je doute que ce liquide vous guérît de la colique, si vous l'aviez ; mais, ce que je puis vous affirmer, c'est qu'il vous la donnerait si vous ne l'aviez pas, j'en parle par expérience ; méfiez-vous donc, vous dis-je !

Vos nec graminibus nec mixto credite succo (1).

(1) Ne vous fiez pas à ces herbes et à ces sucs mélangés (Ovide, *Cosmétique*).

Dans quelques couvents de nonnes, on possède certains remèdes traditionnels, on garde le secret de certains emplâtres, de certains onguents, que ces bonnes sœurs, fort pieuses du reste, appliquent sans discernement à tous les maux, avec cet aplomb et cette sécurité qu'inspire toujours l'ignorance. Certes, je ne veux pas blâmer ici de charitables intentions; cependant, il faut bien le dire, ces remèdes, lorsqu'ils n'ont pas d'autre inconvénient, ont toujours celui d'entretenir le malade dans une dangereuse sécurité et de l'empêcher de recourir aux moyens énergiques qui seuls pourraient le guérir. — Je veux bien croire cependant que l'application de ces remèdes soit suivie de quelques cas de guérison, et que ces dames soient pleines de bonne foi lorsqu'elles se vantent des cures qu'elles ont opérées; seulement j'affirme que ces maux sont de la nature de ceux dont j'ai parlé plus haut, qui se guérissent tout seuls ; quant aux autres, la plupart du temps il arrive que, soit grâce au remède, soit malgré le remède, le mal s'aggrave et que le patient est forcé d'aller, en désespoir de cause, trouver le médecin, comme du reste le lui prédit l'Écriture : *Erit enim tempus quando in manus medicorum incurras* (1). Heureux lorsque le mal n'est pas devenu incurable et que le médecin n'est pas obligé de répondre : « Il est trop tard ! »

Tout en payant à la piété et à la charité le tribut d'hommages que méritent ces hautes vertus, il faut cependant reconnaître qu'elles ne peuvent suppléer la science dans l'exercice d'un art purement scientifique.

Si, au lieu de faire de la médecine à laquelle elles n'entendent rien, ces saintes femmes se bornaient à jeûner et à prier, elles ne chargeraient pas leur conscience de malheurs souvent irréparables, et alors la réputation du couvent y gagnerait peut-être, mais, ce qu'il y a de bien certain, c'est que la santé publique n'y perdrait rien.

V

Il arrive souvent que des médecins qui débutent sont obligés, pour se mettre en évidence et pour attirer sur eux les regards du public,

(1) Ecclésiastique, ch. XXXVIII.

de recourir à certaines manœuvres et de faire un certain éclat qui constitue une espèce de charlatanisme honnête que je ne puis me résoudre à blâmer. — Nous avons vu des hommes d'un grand mérite rester obscurs, pauvres et ignorés, pour n'avoir pas voulu, soit par excès de délicatesse, soit peut-être aussi par inhabileté et manque de savoir-faire, recourir à de pareils moyens, tandis que d'autres hommes, relativement médiocres, vivaient comblés d'honneurs et de richesses.

Il vous est sans doute arrivé, par exemple, de lire dans les *faits divers* de quelque journal un récit dans le genre de celui-ci : Hier, une vieille femme qui passait dans la rue Saint-Denis a été renversée par une voiture lancée à fond de train ; elle a été aussitôt relevée et apportée chez le pharmacien du coin, où des soins empressés lui ont été immédiatement prodigués par le jeune et savant docteur Dutilleul, rue des Martyrs, n°..... au quatrième (consultations tous les jours de midi à 5 heures).

Je suis, pour mon compte, fort disposé à l'indulgence, je le répète, pour des faits de cette nature qui, après tout, ne sont pas un piége mensonger tendu à la crédulité. — Le public ne peut pas deviner que dans la rue des Martyrs, n°... au quatrième, il y a un médecin habile qui est tout disposé à mettre son talent à sa disposition, et à qui il ne manque que d'être connu. Ce n'est donc pas lui faire un grand tort que de le lui faire connaître, et il n'a pas trop à se plaindre si on détourne, au profit du mérite, une partie de cette faveur qu'il distribue avec tant de libéralité aux nullités intrigantes. « Examiné à ce point de vue, dit M. Louis Peisse, le charlatanisme se relève dans l'opinion; loin de déshonorer la profession, il l'agrandit, il en étend la sphère et l'influence, et ses succès deviennent l'objet d'une émulation féconde (1). »

J'ai connu un jeune médecin de petite ville qui, n'ayant rien à faire, s'avisa de monter tous les jours à cheval et de courir la campagne pour avoir l'air d'aller voir des malades. Tant qu'on le voyait oisif, personne ne songeait à réclamer ses soins; aussitôt qu'on le crut occupé, il fut appelé de toutes parts.

(1) *La médecine et les médecins*. Paris 1857, t. II, p. 179.

Dans cette catégorie de charlatans honnêtes on peut ranger :

Les médecins qui écrivent leurs ordonnances en latin;

Ceux qui, en causant médecine avec les dames, emploient les termes techniques, et qui disent, par exemple : *Odontalgie*, pour mal de dents ; *pédiluve*, pour bains de pieds ; *phlébotomie*, pour saignée; *pyrexie*, pour fièvre ;

Ceux qui exagèrent l'état de leurs malades pour se donner la gloire de les avoir tirés d'un mauvais cas;

Ceux qui font faire trop longtemps antichambre aux clients qui viennent les consulter.

Quelques-uns affectent une tenue bizarre et négligée : ils sont si occupés qu'ils n'ont pas le temps de soigner leur toilette. — Ce moyen réussit assez bien lorsqu'on ne peut pas supposer qu'il ait pour cause la pauvreté.

Celui-ci parle toujours à ses malades d'un ton grondeur et bourru. C'est un original, dit-on, mais il est si savant !

Il y en a qui, quoique voltairiens pervers, vont à la messe, le dimanche, avec un gros livre doré sur tranche, sous le bras, et qui se mettent en évidence à l'église ; — le curé les recommande à ses paroissiennes et le succès leur est assuré.

Certains médecins ou chirurgiens, et cela même parmi les maîtres, mettent en œuvre mille supercheries, mille machinations, des erreurs de statistique et autres mensonges ingénieux pour faire prévaloir un procédé chirurgical ou un système de traitement dont ils sont les inventeurs.

Enfin il en est, et c'est le grand nombre, qui ont une foi profonde dans leur art, qui lui ont consacré leur vie tout entière et qui mettent à l'exercer toute la gravité et l'importance que réclame un intérêt aussi puissant que celui de la vie des hommes. Forts de leur conscience et pénétrés de leurs devoirs, ils savent rester fermes et calmes dans les circonstances difficiles ou périlleuses, et des intérêts vulgaires ne sauraient faire trembler leur main ou fléchir leur courage. Ils sont toujours prêts à accourir partout où il y a des souffrances à soulager, des maux à guérir ; ils n'ont jamais été sourds au cri de la douleur, ils n'ont refusé à personne les secours qu'on leur demandait, ils ne voient dans l'homme, quel qu'il soit, qui réclame leurs soins, qu'un être souffrant à secourir. Le malheureux qui frappe à leur porte ne l'a jamais trouvée impitoyablement fermée, et, lorsqu'il s'en éloigne, il emporte un remède pour guérir son mal ou au moins une consolation pour l'aider à le supporter.

Tel est le vrai médecin selon les enseignements d'Hippocrate. « Il n'y a guère de différence, dit ce grand génie, entre la médecine et la philosophie ; tout ce qui est de la première se trouve dans la seconde : désintéressement, réserve, pudeur, modestie du vêtement, opinion, jugement, tranquillité, fermeté dans les rencontres, propreté, manière sentencieuse, connaissance de ce qui est utile et nécessaire dans la vie, rejet de l'impureté, affranchissement de la superstition, précellence divine..... En entrant chez le malade, rappelez-vous la manière de s'asseoir, la réserve, l'habillement, la gravité, la brièveté du langage, le sang-froid qui ne se trouble pas, la diligence près du malade, le soin, la réponse aux objections, la possession de soi-même dans les perturbations qui surviennent, la sévérité à réprimer ce qui trouble, la bonne volonté pour ce qui est à faire. Déclarez tous vos pronostics sur les choses que vous faites à ceux qui ont intérêt à les connaître (1).

C'est encore là un moyen de gagner la confiance du public ; ce n'est peut-être pas le meilleur, mais certainement c'est de beaucoup le plus digne.

Quoique les donneurs de conseils officieux ne méritent pas la qualification de charlatans, je ne veux cependant pas terminer sans dire un mot sur leur compte.

Les historiens racontent que dans les temps primitifs on exposait les malades sur la place publique et que les passants étaient priés de donner leur avis sur la nature de la maladie et sur les remèdes à lui appliquer. Aujourd'hui les choses se passent encore à peu près de la même manière ; c'est-à-dire que, sans en être prié, chacun donne aux malades son avis ou son remède, de sorte que tous les jours le mé-

(1) Hippocrate, *Œuvres complètes*, traduction nouvelle par E. Littré. Paris, 1861, t. IX, p. 233, 234, 239, 243.

decin voit ses ordonnances négligées, pour suivre celles de la première commère venue.

Si ces bonnes gens voulaient bien réfléchir que nous n'en sommes plus à ces temps antiques et qu'il y a aujourd'hui des médecins dont la spécialité est de visiter et de traiter les malades, alors probablement elles concluraient que ces médecins doivent en savoir plus qu'elles sur ces matières, et elles seraient plus sobres de conseils.

Un de mes confrères, homme de beaucoup d'esprit, avait parmi ses malades une jeune dame qui était atteinte d'une affection nerveuse assez bizarre et fort rebelle aux traitements. Cette maladie paraissait par accès et ne durait pas plus de deux heures par jour ; pendant tout le reste du temps, la malade était bien et pouvait recevoir les nombreuses visites des dames, ses amies, qui ne manquaient pas de venir s'informer de sa santé et qui toutes avaient un remède plus ou moins extravagant à proposer. Lorsque le médecin arrivait, la malade lui énumérait tous ces remèdes, ce qui amusait beaucoup celui-ci.

—Enfin, lui dit-il, lorsque vous aurez trouvé

une visiteuse qui se retirera sans vous avoir proposé son remède, veuillez me la signaler et je promets de lui décerner une mention honorable.

Au bout de trois mois, lorsque la malade fut guérie :

— Docteur, dit-elle, je n'ai trouvé personne qui ait mérité votre mention.

— Je m'en doutais bien, répondit celui-ci.

CONCLUSION

Maintenant, avant de finir, jetons un dernier regard en arrière, et, après avoir examiné dans tous ses détails cette lèpre hideuse du charlatanisme qui s'étale sur la face de la société, demandons-nous s'il n'y aurait pas quelque remède à lui opposer.

La question est ardue et embarrassante, et ce remède me semble d'autant plus difficile à appliquer que le malade chérit son mal et ne veut pas être guéri. Il est évident en effet qu'il n'y aurait pas de charlatans pour tromper le public si ce public ne voulait pas, à tout prix, être trompé, et il est fort difficile de le priver malgré lui de cette satisfaction. Le charlatan est nécessaire à son bonheur ; il l'inventerait plutôt, s'il n'existait pas déjà de toutes pièces. — Il n'est pas de puissance humaine qui osât, sans commettre un acte du plus odieux arbitraire, m'empêcher de demander un conseil sur ma santé au premier empirique venu, pas plus qu'on ne peut empêcher celui-ci de me le donner. A part donc le fait d'escroquerie, qu'il est du devoir de la justice de poursuivre et de punir, nous pensons que les mesures de rigueur ne feraient qu'augmenter le crédit des charlatans en les posant comme des victimes. — L'esprit humain est ainsi fait, il suffit qu'on soit persécuté pour avoir raison à ses yeux.

Le charlatanisme répond à un besoin impérieux des masses, qui prend sa source dans l'amour du surnaturel; c'est donc de ce côté qu'il faut l'attaquer. Nous avons vu que l'étude de la nature, de ses lois et de ses phénomènes, que l'habitude de l'observation et du raisonnement étaient des préservatifs puissants à opposer aux séductions du merveilleux; eh bien, c'est par une instruction rationnelle, logique, philosophique, que l'on parviendra jusqu'à un certain point à remédier au mal.

Je dis jusqu'à un certain point, parce que, quoi qu'on fasse, on ne réussira jamais à extirper entièrement du cœur de l'homme cette crédulité originelle qui est un principe de sa nature, une condition radicale de son existance, si bien qu'on pourrait la considérer comme une caractéristique de l'espèce humaine, et dire :

La crédulité est un des attributs qui distinguent l'homme de la bête.

FIN.

Corbeil typ. et stér. de Crété.

AMETTE. **Code médical,** ou Recueil des Lois, Décrets et Règlements sur l'étude, l'enseignement et l'exercice de la médecine civile et militaire en France, par Amédée AMETTE, secrétaire de la Faculté de médecine de Paris. *Troisième édition*, augmentée. Paris, 1859. 1 vol. in-12 de 560 pages.. 4 fr.

Ouvrage traitant des droits et des devoirs des médecins. Il s'adresse à tous ceux qui étudient, enseignent ou exercent la médecine, et renferment dans un ordre méthodique toutes les dispositions législatives et réglementaires qui les concernent.

FEUCHTERSLEBEN. **Hygiène de l'âme,** par E. DE FEUCHTERSLEBEN, professeur à la Faculté de médecine de Vienne, sous-secrétaire d'État au ministère de l'instruction publique en Autriche; traduit de l'allemand, sur la *vingtième édition*, par le docteur *Schlesinger-Rahier*. DEUXIÈME ÉDITION, précédée d'une étude biographique et littéraire. Paris, 1860. 1 vol. in-18 de 260 pages.............................. 2 fr.

GUARDIA (J. M.). **La médecine à travers les siècles.** Histoire et philosophie, par J. M. GUARDIA, docteur en médecine et docteur ès lettres, bibliothécaire adjoint de l'Académie de médecine. Paris, 1865. 1 vol. in-8 de 800 pages.............................. 10 fr.

LÉLUT. **Du démon de Socrate**, spécimen d'une application de la science psychologique à celle de l'histoire, par le docteur L.-F. LÉLUT, membre de l'Institut, et de l'Académie de médecine. *Nouvelle édition*, revue, corrigée et augmentée d'une préface. Paris, 1856. In-18 de 348 pages.. 3 fr. 50

MENVILLE. **Histoire philosophique et médicale de la femme** considérée dans toutes les époques principales de la vie, avec ses diverses fonctions, avec les changements qui surviennent dans son physique et son moral, avec l'hygiène applicable à son sexe et toutes les maladies qui peuvent l'atteindre aux différents âges. *Seconde édition*, revue, corrigée et augmentée. Paris, 1858. 3 vol. in-8 de 600 p. 10 fr.

LEMOINE. **Du sommeil,** au point de vue physiologique et psychologique, par Albert LEMOINE, maître de conférences à l'École normale. Paris, 1855. In-12 de 410 pages.............................. 3 fr. 50

Ouvrage couronné par l'Institut de France (*Académie des sciences morales et politiques*).

PEISSE. **La médecine et les médecins,** philosophie, doctrines, institutions, critiques, mœurs et biographies médicales, par Louis PEISSE. Paris, 1857. 2 vol. in-18 jésus.............................. 7 fr.

RENOUARD. **Histoire de la médecine** depuis son origine jusqu'au XIXe siècle. Paris, 1846. 2 vol. in-8.............................. 12 fr.

RENOUARD. **Lettres philosophiques et historiques sur la médecine au XIXe siècle.** *Troisième édition*, corrigée et considérablement augmentée. Paris, 1861. In-8 de 240 pages.... 3 fr. 50

RIBES. **Traité d'hygiène thérapeutique,** ou Application des moyens de l'hygiène au traitement des maladies, par Fr. RIBES, professeur d'hygiène à la Faculté de médecine de Montpellier. Paris, 1860. 1 vol. in-8 de 828 pages.............................. 10 fr.

SALVERTE. **Des sciences occultes,** ou Essai sur la magie, les prodiges et les miracles, par Eusèbe SALVERTE. *Troisième édition*, précédée d'une Introduction par Émile LITTRÉ, de l'Institut. Paris, 1856. 1 vol. grand in-8 de 550 pages, avec un portrait.............. 7 fr. 50

CORBEIL, TYP. ET STÉR. DE CRÉTÉ.

www.ingramcontent.com/pod-product-compliance
Ingram Content Group UK Ltd.
Pitfield, Milton Keynes, MK11 3LW, UK
UKHW021656260726
13994UKWH00003B/1496

9 782329 360003